Dᵣ F.-M. GRANGÉE

LA CURE ESTIVALE

à la Mer

"HÉLIO-THALASSO-CINÉSITHÉRAPIE"

PARIS

EDITIONS DE LA "GAZETTE DES EAUX"

3, Rue Humboldt, 3

1913

Dʳ F.-M. GRANGÉE

LA CURE ESTIVALE
à la Mer

"HÉLIO-THALASSO-CINÉSITHÉRAPIE"

PARIS

EDITIONS DE LA "GAZETTE DES EAUX"

3, Rue Humboldt, 3

1913

La Cure Estivale à la Mer

« Hélio-Thalasso-Cinésithérapie »

Par le D' F.-M. GRANGÉE

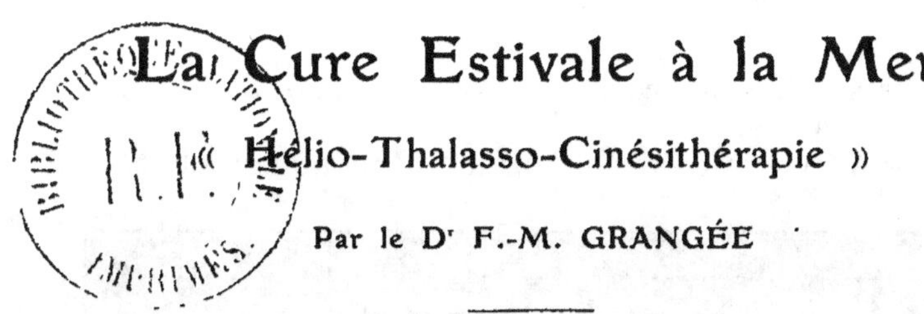

Par « héliothérapie », on entend, d'ordinaire, l'exposition du corps *immobile* aux rayons solaires en vue d'un bénéfice thérapeutique. Les « Solaria » sont le plus souvent constitués par des galeries abritées, orientées vers le soleil, où les malades, étendus et au repos, offrent à l'action directe ou indirecte des rayons actiniques, telle ou telle partie du corps.

Des résultats remarquables ont été obtenus dans diverses affections. Le D' Rollier, récemment, a publié des observations extrêmement intéressantes : des adénites, des arthrites, des fistules anciennes ont été guéries, plus rapidement et mieux que par d'autres procédés.

A l'étranger, en Suisse, en Allemagne, en Autriche, où la matière première agissante, le soleil, ne possède peut-être pas les qualités qu'il est aisé de trouver sous notre ciel de France, des « cures de soleil » sont agencées, fort suivies et déterminent d'heureuses réactions sur l'état général de ceux qui les fréquentent.

Notre pays est admirablement placé pour développer et mettre en œuvre ces méthodes, dont on ne songe déjà plus à discuter la valeur.

Ayant observé durant de longs mois les résultats obtenus par le Lieutenant de vaisseau G. Hébert, à l'école des fusiliers marins de Lorient, à l'école des mousses et des pupilles de la marine, il nous a semblé que l'extrême rapidité avec laquelle il atteint et développe la robusticité de ses sujets, tenait à la juxtaposition, à la liaison, à la combinaison de trois puissants agents thérapeutiques naturels :

1° Le mouvement synergique ;

2° Le bain d'air et de lumière ;

3° L'air marin.

L'ensemble constitue ce que nous appelons l' « Hélio-Thalasso-Cinésithérapie », c'est-à-dire l'exposition aux rayons solaires du corps EN MOUVEMENT, dans le voisinage de la mer.

La période estivale se prête admirablement à la

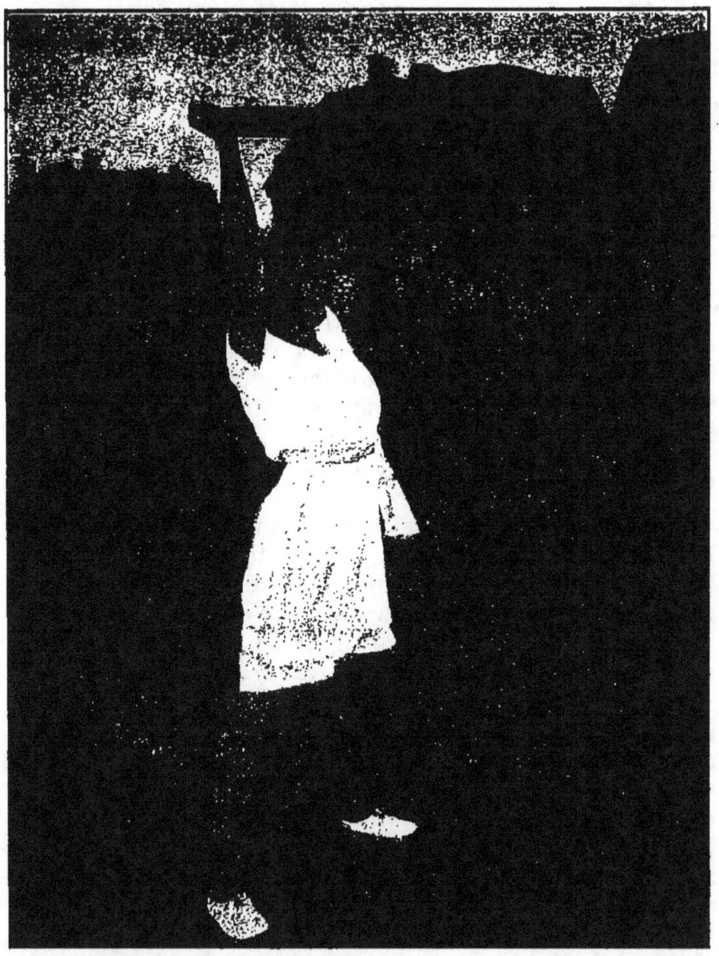

Mlle AUDEMARS lève la gueuse (bloc de pierre)

généralisation de cette véritable « cure », analogue aux cures thermales.

L'exode vers le littoral, de la mi-juillet à la mi-septembre, est devenu une coutume.

Un nombre incalculable d'enfants, d'adolescents, surmenés par l'année scolaire, y sont conduits par leurs parents, dont la plupart sont également des surmenés de l'action, de la pensée ou du plaisir. La détente de ces quelques semaines de plein air, nonobstant les Casinos et les inévitables « devoirs » de la Mondanité, suffit déjà à produire d'heureuses réactions.

Notre expérience personnelle nous a montré qu'il est facile d'amplifier largement ces résultats par l'utilisation méthodique des causes qui les produisent.

Le mouvement synergique

Le corps humain n'est évidemment point fait, à moins d'indications précises et d'ailleurs rares, pour le mouvement analytique. Nous ne voulons pas faire l'exposé des principes de la méthode, dite naturelle, de G. Hébert. Ces principes sont aujourd'hui trop connus et se résument d'ailleurs en un seul : « Faire ce pourquoi le corps est fait ». On ne voit pas très bien le grand et réel bénéfice que l'organisme peut retirer de mouvements respiratoires accomplis « à vide », sans répondre à un besoin de l'organisme, à une « soif d'air ». Faire passer dans les bronches une quantité d'air ne signifie pas que l'épithélium pulmonaire utilisera cet air, dans la proportion que l'on imagine.

La méthode de G. Hébert est révolutionnaire, peut-être en ce sens qu'elle place à la base de tous les autres exercices : la course et le saut. Ainsi elle entend agir, d'abord et surtout, sur les grandes fonctions organiques, circulation, respiration au sens vrai du mot, c'est-à-dire absorption d'oxygène par le sang et, ainsi, suractivation des fonctions cellulaires. L'extrême facilité des exercices « naturels », marches, courses, sauts, lever, lancer, grimper, défense, n'implique l'intervention du système nerveux qu'au minimum ; l'automatisme s'établit d'emblée. Le retard dans l'apparition de la fatigue en est une conséquence.

L'air marin

La quantité d'air inspiré par l'homme en mouvement étant de beaucoup supérieure à celle inspirée par l'homme immobile, dans la proportion de 1 à 7, selon Lagrange, il est évident que l'action de l'air, s'il possède des propriétés spéciales, sera accrue du fait de l'augmentation des échanges respiratoires. Le voisinage « immédiat » de la mer confère, à n'en pas douter, des qualités particulières à l'air inspiré. Sa pureté est extrême ; il est exempt de bactéries, chargé d'émanations iodées, d'un peu de chlorure de sodium en suspension, d'une très faible quantité de silice sur les plages sablonneuses ; il est plus riche en ozone. La brise qui souffle presque constamment a aussi une action mécanique sur la peau qu'elle stimule.

Le soleil

Le pouvoir actinique des rayons solaires au bord de la mer s'exprime directement par la vivacité et l'intensité des réactions cutanées.

Le « coup de soleil », si l'on n'y prend garde, est fréquent. Les pigmentations se développent et s'accentuent beaucoup plus vite qu'ailleurs. Certains de nos moniteurs, travaillant d'ordinaire le torse nu, cependant, ont vu leurs téguments se bronzer en quelques jours très fortement à la mer.

La luminosité y est extrêmement intense, due en partie à la réfraction de la lumière par l'énorme masse liquide.

Le cadre d'un article ne permettant pas de longs développements théoriques, nous indiquerons la technique que nous avons cru devoir suivre ou qui nous a été imposée par les circonstances.

Le stade

A Deauville-sur-Mer, nous avons créé un stade d'éducation physique, situé immédiatement au bord de la mer. Aucun obstacle ne s'oppose à l'action de l'air, du vent même et du soleil. Une simple barrière, bordée de fusains et de troènes, délimite l'immense pelouse.

Deux pistes de marche et de course sont indiquées par des piquets et des cordes ornées de fanions. La piste circulaire est de 200 mètres ; la piste directe est de 100 mètres. Une esplanade limitée par des cordes est réservée aux travaux d'ensemble ; le gazon, déplaqué en certains endroits et sablé, marque l'emplacement des sauts et du lancement, ainsi que du lever des poids. Un portique de 7 mètres avec 4 cordes lisses ; une barre double de suspensions ; une barre ou poutre pour les équilibres et les sauts avec appuis ; une piste droite spéciale pour les courses avec obstacles réels.

Poids, gueuses, boulets, disques, barres à sphères, gants de boxe, etc..., complètent les accessoires nécessaires.

Pas de javelots dangereux : nous supprimons aussi comme dangereux le passage du portique ; les exercices d'équilibre sont exécutés sur la poutre, à o^m80 du sol.

Le costume

Pour les enfants, nulle difficulté, encore qu'il soit malaisé d'obtenir immédiatement des parents de les mettre le torse à nu ; un maillot de bain, une combinaison quelconque suffisent.

Pour les adultes, la plupart hésitent à se dévêtir en public. Les beaux temps de la Grèce antique ne sont point encore revenus — même aux bains de mer ! Tant d'anatomies disgracieuses craignent les épigrammes malicieuses des amis ou des voisins, qu'il est préférable de laisser le choix du costume en imposant seulement :

1° La blancheur, par dessus tout, comme perméable aux rayons actiniques ;

2° La légèreté.

On trouve dans le commerce des chandails d'une sorte de crêpon très léger, très ajouré, qui sont excellents. Pour les timorés, le pantalon blanc de tennis et, au besoin, la chemise molle de cellular, avec manches au coude. Pour les autres, et tous y viennent plus ou moins vite, il suffit de ne pas les brusquer, la culotte de course américaine, lacée à la ceinture.

Pour les femmes et les jeunes filles, la question est plus difficile à résoudre. Nous avons fait établir par Green et Cie, rue de la Paix, un excellent modèle de costume « Solarium ». L'étoffe, en tricot de soie blanche, est élastique, très légère, ajourée. Le costume comporte une tunique à manches kimono, courtes ;

une jupe courte boutonnant devant, en dessous de laquelle une culotte blanche de tricot ou un « chilosa ». Coiffure : un bonnet de police même étoffe ou, plus

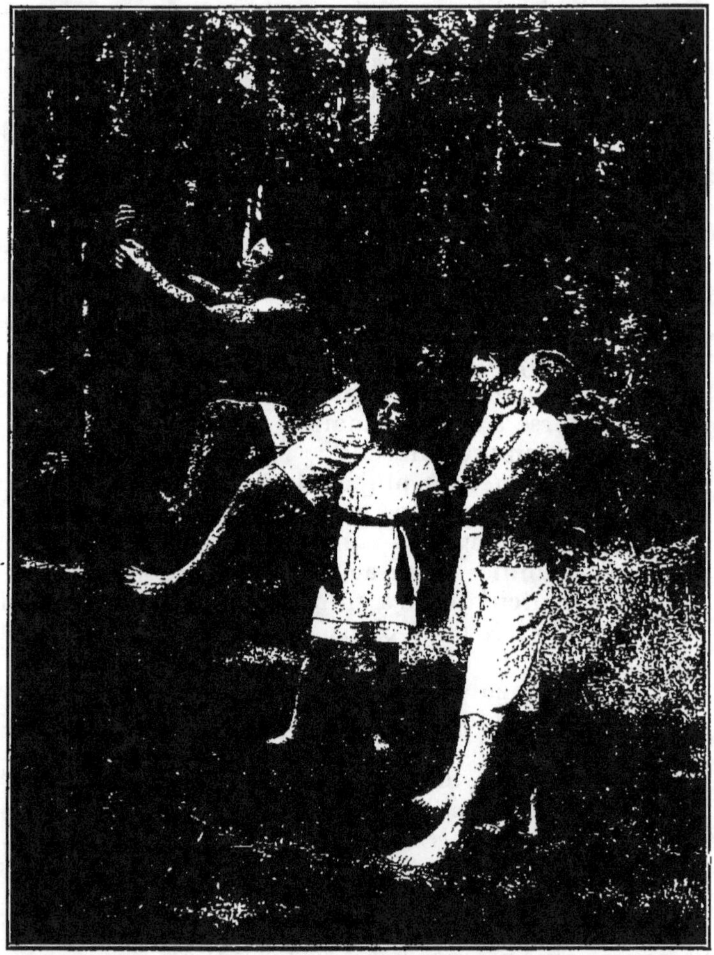

Le Grimper

simplement, un ruban dans les cheveux, plus gracieux encore !

Ces questions de costume ont une extrême importance et nous les recommandons à l'attention des confrères qui voudraient s'engager dans la voie encore peu frayée de l'éducation physique en plein air. Le costume ci-dessus décrit est d'un prix assez élevé ; il est facile d'en réaliser un fort économique, gracieux et répondant aux indications requises, en utilisant le « cellular » et en s'inspirant du « peplos » grec, dont

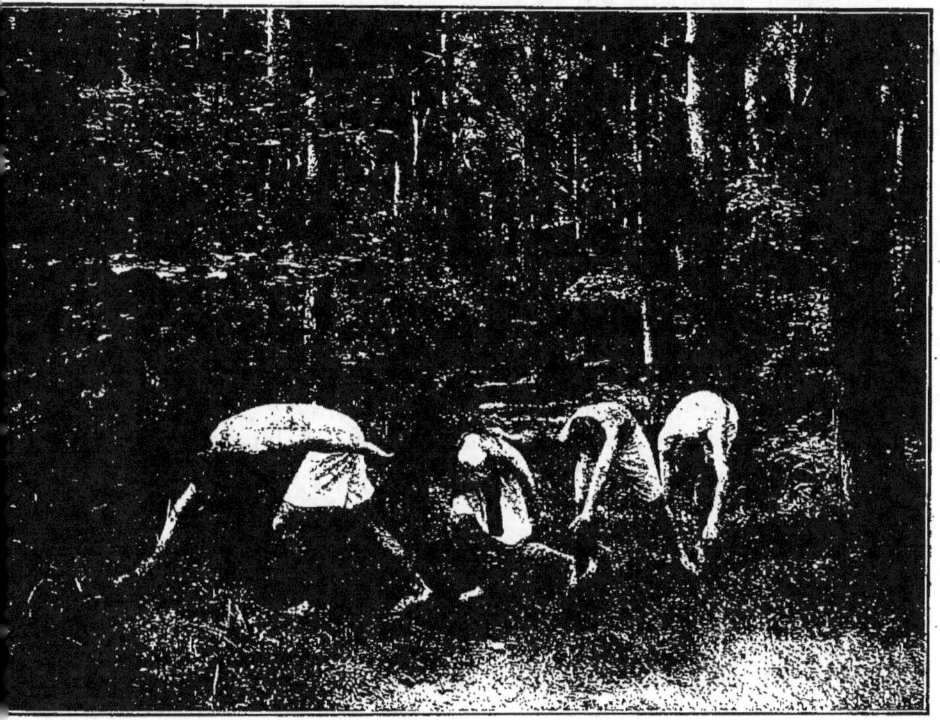

La Marche à l'Indienne

chacun peut adapter les caractéristiques à sa convenance. Quelques larges plis sur la poitrine modèrent la transparence de l'étoffe et satisfont aux exigences de la pudeur.

Bien entendu, point de corset, ni même de chemise.

Bas à volonté ; jambes nues de préférence ; chaussures légères toujours.

Durée des exercices

Nous donnons la « leçon » deux fois par jour au stade de Deauville. Simultanément a lieu la leçon pour les enfants, les hommes et les dames, sur le même terrain, mais séparément.

Au début, ne jamais dépasser 20 minutes. On arrive sans peine et très vite, selon les individus, d'ailleurs, à faire supporter de 3o à 5o minutes d'exercice continu.

Ce qu'il faut éviter avant tout, c'est la courbature *accentuée*. Ceci s'obtient par l'appropriation exacte de la modalité et de la durée du travail pour chacun. Pour les sautillements, les sauts en hauteur et en longueur, ne pas dépasser un ou deux sautillements, un ou deux sauts de chaque espèce ; de même pour les « appuis » sur le sol ; les premiers jours, se contenter de tractions à la corde ; ensuite, surtout pour les enfants et les femmes, pratiquer toujours le grimper en s'aidant des jambes. Certains nerveux doivent être particulièrement surveillés et « retenus » au début. Sinon, dans un vain désir de briller, ils dépassent les capacités de leur organisme et il est parfois difficile de les ramener au stade. « Point d'excès », comme disait Montaigne.

Au stade de Deauville, notre excellent confrère et ami le Dr H. Somen appliquait, après l'exercice prolongé ou dès l'apparition des signes de la courbature, le massage tel qu'il en a donné la technique dans son volume « Le Massage dans les Sports » (1).

Examen médical

Il est, du reste, indispensable de procéder, avant de les admettre aux exercices gymniques, à l'examen médical soigneux et complet des sujets. Il faut agir avec une prudence excessive chez les goutteux, les obèses, ceux qui présentent la plus légère altération

---

(1) Le Massage dans les Sports. — Baillière, éditeur, Paris, 1913.

du rythme cardiaque. Ce qui ne veut point dire qu'il faut leur supprimer tout exercice, bien au contraire ; il suffit de le bien régler.

Au début, on peut se contenter de marches rythmées, selon des altitudes nécessitant un travail musculaire de plus en plus considérable.

Sans entrer dans le détail, nous donnons ci-contre le modèle de notre « fiche ». Nous y joignons un tracé du pouls au sphygmochronographe et 3 photographies, de face, de dos et de profil. Nous délivrons ensuite une ordonnance portant :

La modalité de l'exercice ;

La durée de l'exercice ;

Le régime, s'il y a lieu ;

Les observations complémentaires spéciales.

Les moniteurs et monitrices tiennent compte de ces indications pour diriger l'éducation physique du sujet.

En dehors du « stade même, aussi souvent qu'il est possible, pour les sujets déjà quelque peu « débrouillés », nous les remettons pendant quelque temps en « pleine nature ». C'est-à-dire que nous utilisons les accidents du terrain, les haies, les fossés, les pentes, les arbres, les murs, les pierres pour des exercices absolument « naturels » de marche, de saut, d'escalade, de lever, de lancer, toujours en nous efforçant de conserver l'ordre et la progression de la méthode naturelle. Ces sortes de cross-country possèdent une action spéciale éducative : divertissants comme un jeu, conservant la logique et la direction d'une méthode, les exercices de cette nature sont particulièrement appréciés par les adolescents — même par leurs aînés !

A-t-on le temps, dira-t-on, en quelques semaines que dure d'ordinaire le séjour à la mer, d'obtenir des résultats appréciables ?

Nous pouvons déjà répondre de la façon la plus affirmative. Pour les « enfants », le résultat est presque immédiat. C'est eux que le médecin doit avoir surtout comme objectif : augmentation de la taille, du poids, des divers diamètres et périmètres, de la capacité respiratoire ; accroissement de la résistance à la fatigue, de la robusticité : développement de la volonté, de la décision, de l'initiative, tel est le bilan bien établi de la cure.

A titre documentaire, je citerai le cas d'une fillette de 7 ans qui. sans aptitudes exceptionnelles au début, après deux mois d'exercices au stade de Deauville, grimpait 7 mètres à la corde lisse, A LA SEULE FORCE DU POIGNET, sans l'aide des jambes. Je pourrais fournir bien d'autres observations analogues. Jamais je n'ai eu à enregistrer le moindre dommage, ni même le plus léger inconvénient.

Pour les adultes, il est moins facile d'évaluer « numériquement » les résultats qui n'en sont pas moins certains. Chez les obèses, en trois semaines on obtient une importante réduction de poids et surtout du volume ; l'essoufflement s'atténue et disparaît.

Chez les neurasthéniques, les affaiblis, les déprimés, les grandes fonctions organiques se régularisent ; les troubles viscéraux diminuent de fréquence et d'intensité ; l'appétit s'exagère ; la gaieté, l'euphorie s'établissent.

Chose digne de remarque, d'aucuns, privés de sommeil, même en montagne, dorment dès la première semaine. La suractivité de toutes les grandes fonctions de la vie, l'élimination plus abondante des déchets toxiques sous l'influence du travail, une fatigue légère, saine et mesurée, l'action psychotonique des exercices en commun, sont les éléments principaux de ces cures intéressantes.

Sans doute, les exercices du corps, pour renforcer et prolonger ces résultats heureux, devraient être continués après le retour à la vie urbaine et d'autant plus nécessairement que cette vie est plus déprimante et contraire à la nature. Les « TERRAINS » et les salles d'éducation physique, bien organisés et surtout bien dirigés, commencent à se faire moins rares dans les grands centres.

Il est à souhaiter, en tous cas, que notre littoral qui s'y prête admirablement, voie se développer rapidement, au détriment des stations étrangères, beaucoup moins bien dotées, la pratique de l' « *Hélio-Thalasso-Cinésithérapie* ».

Issoudun. — Imprimerie H. GAIGNAULT, 5, rue Victor-Hugo.

EXAMEN MÉDICAL

N° _______ Nom _______

Date _______
Attitude générale _______ Epaules _______ Rachis _______
Thorax _______ Abdomen _______
Jambe D. _______ Jambe G. _______ Pied D. _______ Pied G. _______
Etat de la peau _______ Obésité _______
Système veineux _______ muscles _______
Développement musculaire du cou _______ id du dos _______
   Id de l'abdomen _______ Id de la poitrine _______ id des bras _______
   Id des avant-bras _______ id des cuisses _______ id des mollets _______
Cœur _______
Pouls (decubitus dorsal) _______ Pouls (debout) _______
Tension maxima _______ Tension minima _______
Poumons _______
Urine _______ Réaction _______ Albumine _______ Sucre _______
Chlorures _______
Remarques _______
____
____
____

MENSURATIONS & ÉPREUVES

N° _______ Nom _______

Date ...						Date ...					
Age						Tour de l'avant-bras D.					
Poids						» du bras D, fléchi					
Taille						» de l'avant bras G.					
Haut du tronc (*de l'ext. xyp.*)						» du bras G, fléchi					
Largeur des épaules (*bi-deltoïd.*)						» de cuisse D					
Diam. transv. du thorax norm.						» du mollet D					
Diam antéro-post. »						» de cuisse G					
Indice thoracique $\frac{D.\,T.}{D.A.P.}$						» du mollet G					
Diam. transv. de la taille						Capacité pulmonaire					
» » des hanches						Force des bras					
» abdom. antéro-post.						» du dos					
Tour de cou						» dos fléchisseurs du bras					
Périm. thor. bi-man.						» des extenseurs »					
» du thor. inf. expiration						» de la main					
» » » inspiration						» totale					
Tour de taille						Indice poids et taille $\frac{P}{T}$					
» des hanches						» force et poids $\frac{F}{P}$					

ÉPREUVES

Nom _______
Age _______

ÉPREUVES	Date		Date		Date	
	Performances	Points	Performances	Points	Performances	Points
Course de 100 mètres						
Course de 500 mètres						
Course de 1.500 mètres						
Saut en hauteur sans élan						
Saut en hauteur avec élan						
Saut en longueur sans élan						
Saut en longueur avec élan						
Grimper à la corde lisse						
Lever de poids à 2 mains						
Lancer du poids de 7 kil. 257						
Natation						
Total des points						

Renseignements divers :
  Circonstances atmosp. _______
  Température de l'air _______
  Taille du sujet _______
  Poids du sujet _______

OBSERVATIONS DIVERSES

Nom _______

Course _______
Espace _______
Temps _______
Pouls (départ) _______
Pouls (arrivée) _______
Indice différentiel ou $\frac{P.\,Rep.}{P.\,Tr.}$ _______
____
____

Empreinte digitale P. d.

MODÈLE DE FICHE DU Dʳ F.-M. GRANGÉE